健康中国2030·健康教育系列丛书

高脂血症防治

主编 周彤

科学出版社

北京

图书在版编目（CIP）数据

高脂血症防治/周彤主编.—北京：科学出版社，2017.4
（健康中国2030·健康教育系列丛书）
ISBN 978-7-03-052519-2

Ⅰ.①高… Ⅱ.①周… Ⅲ.①高血脂病-防治 Ⅳ.①R589.2

中国版本图书馆CIP数据核字（2017）第073541号

责任编辑：张天佐 李国红 / 责任校对：李 影
责任印制：赵 博 / 封面设计：范 唯

科学出版社 出版
北京东黄城根北街16号
邮政编码：100717
http://www.sciencep.com

安泰印刷厂 印刷
科学出版社发行 各地新华书店经销

*

2017年4月第 一 版 开本：787×960 1/32
2017年4月第一次印刷 印张：1 7/8
字数：15 000

定价：20.00元

（如有印装质量问题，我社负责调换）

"健康中国2030·健康教育系列丛书"编写委员会

主任委员：王凌峰　陈宝军
副主任委员：朱永蒙　张生彬　陈　吉
　　　　　　　刘　岱　张志坚　尚　谦
　　　　　　　高柏青　黄再青
委　　员：王　东　王　辉　葛智平
　　　　　　崔　宏　杨敬平　李子玲
　　　　　　王丹彤　张霄雁　刘致中
　　　　　　巴　特　郭卫东　郝锦丽
总 策 划：王志香

总　　序

中共中央、国务院印发的《"健康中国2030"规划纲要》指出:"健康是促进人的全面发展的必然要求,是经济社会发展的基础条件。实现国民健康长寿,是国家富强、民族振兴的重要标志,也是全国各族人民的共同愿望。"

推进健康中国建设,是全面建成小康社会、基本实现社会主义现代化的重要基础,是全面提升中华民族健康素质、实现人民健康与经济社会协调发展的国家战略,是积极参与全球健康治理、履行2030年可持续发展议程国际承诺的重大举措。未来15年,是推进健康中国建设的重要战略机遇期。

为推进健康中国建设,提高人民健康水平,根据党的十八届五中全会战略部署,我们组织相关专家和医生,本着为大众健康服务的宗旨,编写了本套丛书,主要内容是针对常见病、多发病和大众关心的健康问题。本丛书以医学理论为基础,关注临床、关注患者需求、关注群众身心健康,通过简洁凝练、图文并茂、通俗易懂、简单实用的例子,指导群众如何预防疾病、患者何时就医,如何指导患者进行家庭康复和护理等,将健康的生活方式直接明了地展现在读者面前。

由于编写工作时间紧、任务重,书中难免有不足之处,敬请各位专家和读者提出宝贵意见和建议,以便今后加以改进和完善。

编委会
2017.1

前 言

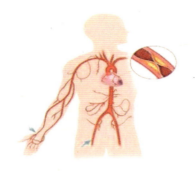

血液中的脂肪类物质,统称为血脂。血脂是人体中一种重要的物质,有许多非常重要的功能,但是不能超过一定的范围。如果血脂过多,容易在血管壁上沉积,逐渐形成小斑块(就是我们常说的"动脉粥样硬化"),这些"斑块"增多、增大,逐渐堵塞血管,使血流变慢,严重时血流被中断。

高脂血症是人体脂质代谢障碍,是引发和加重动脉粥样硬化的病理基础及导致动脉硬化、心绞痛、心肌梗死、脑梗死、肾损害等动脉栓塞性疾病的独立危害因素。高脂血症已成为当前医务界和人民健康面临的普遍问题之一。如何对高脂血症进行防治？了解和掌握这些新知识、新观念，对维持自身健康，追求更高的生命质量很有帮助。

目　录

一、什么是高脂血症……………………1

二、血脂实验室检查相关知识…………7

三、高脂血症的常见原因及危险因素……9

四、高脂血症的临床表现………………13

五、高脂血症的危害……………………16

六、高脂血症的非药物干预原则………22

七、高脂血症的饮食治疗………………26

八、不同危险类别的降脂治疗…………31

九、降脂药物治疗的正确认识…………36

十、高脂血症调脂治疗的常见问题与
　　注意事项………………………………42

一、什么是高脂血症

(一) 血脂的组成及含义

脂肪、葡萄糖与蛋白质属于人体所需的三大营养要素，据测定：1克脂肪完全燃烧可以为机体提供9.3千卡的热量。此外，脂肪还参与细胞组织的构成，许多重要的化学反应都有脂肪的参与；一个健康的机体离不开脂肪的存在。为了保证正常的代谢，人体必须每天摄取一定量的脂肪，以补充所消耗的能量，故在人体内脂肪是处在动态平衡状态的。

血脂是血中所含脂类的总称，其中主要包括胆固醇和甘油三酯，另外，还有磷脂、糖脂、类固醇和游离脂肪酸，血脂在维持身体正常生理活动中发挥了重要作用。甘油三酯大部分是从饮食中获得的，小部分是身体自身合成的，主要参与人体的能量代谢。胆固醇大部分是身体自身合成的，小部分是从饮食中获得的，对于稳定细胞膜的正常功能起关键作用。

正常人体内的脂肪由以下部分组成，即总胆固醇、甘油三酯，它们主要存在脂肪组织和血液中。血液中的脂肪常以游离和脂蛋白的方式存在，并维持一定的含量水平。血液中的脂蛋白有轻、重之分。其中密度高、颗粒小的一部分称为高密度脂蛋白，它能将血管壁上多余的胆固醇运送回肝脏进行代谢，被称为是血管的"清道夫"。高密度脂蛋白及其所携带的胆固醇是具有抗动脉粥样硬化的"好胆固醇"。

相反，低密度脂蛋白是从肝脏携带胆固醇到周围血管，特别是到心脏上的冠状动脉，可造成过多的胆固醇在血管壁上存积，引起动脉粥样硬化，因此，低密度脂蛋白及其所携带的胆固醇是"坏胆固醇"。简言之，低密度脂蛋白是动脉硬化的"元凶"，是低点儿好，高密度脂蛋白对血管有保护作用，是高点儿好。

高血脂是指血中胆固醇（TC）和／或甘油三酯（TG）过高或高密度脂蛋白胆固醇（HDL-C）过低，现代医学亦称之为血脂异常。

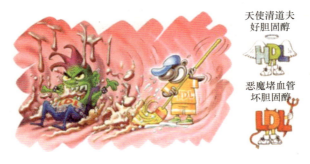

（二）高脂血症的概念

血脂异常症，又称高脂血症，是指由于脂肪代谢异常，使人体血浆中一种或多种脂质的水平超过了正常范围，包括总胆固醇、低密度脂蛋白胆固醇和甘油三酯过高或高密度脂蛋白胆固醇过低。

血脂异常对身体的损害是隐匿的、渐进性和全身性的,常常缺乏明显的临床症状,多在体检时发现。引起血脂异常的原因很多。任何原因引起的血脂生成过多和/或清除减少均可导致一种或多种脂质组分在血浆中堆积(或减少)。

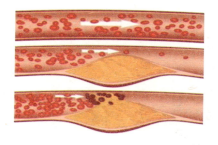

(三)血脂异常症分类

1. 临床分类

临床通常分为原发性和继发性血脂异常症两类。

◆ (1)由于遗传缺陷所致者称为原发性血脂异常症,又称为原发性家族性血脂异常症;非家族性血脂异常症,又称为散发性血脂异常症。

◆（2）系统性疾病所致者称为继发性血脂异常症，糖尿病、肾病综合征、甲状腺功能减退症、系统性红斑狼疮等疾病，以及利尿剂、糖皮质激素等药物均可导致继发性高脂血症。

2. 高脂血症

高脂血症泛指各种原因导致的血浆中胆固醇、甘油三酯等成分的异常，包括高胆固醇血症、高甘油三酯血症、混合型血脂异常以及低高密度脂蛋白胆固醇（HDL-C）血症。

（四）高脂血症诊断要点

根据《中国成人血脂异常防治指南》建议：

1. 中国成人血清总胆固醇（TC）≥ 6.22mmol/L 为升高，TC ＜ 5.18mmol/L 为合适范围，TC 5.18～6.1mmol/L 为边缘升高（即总胆固醇只是稍稍高出正常值，应引起高度重视）。

2. 低密度脂蛋白胆固醇（LDL-C）≥ 4.14mmol/L 为升高，LDL-C < 3.37mmol/L 为合适范围，LDL-C 3.37 ~ 4.12mmol/L 为边缘升高。

3. 高密度脂蛋白胆固醇（HDL-C）< 1.04mmol/L 为降低。

4. 甘油三酯（TG）≥ 2.26mmol/L 为升高，1.70mmol/L 以下为合适范围，1.70 ~ 2.25mmol/L 为边缘升高。

二、血脂实验室检查相关知识

（一）如何选择血脂实验室检查

1. 一般正常人，每 2 年检查 1 次。

2. 40 岁以上人群，每年至少检查 1 次。

3. 高危人群和高血脂患者，应听从医生指导定期复查血脂。

4. 服药后的血脂检测：首次服药后每 1~2 个月测 1 次；然后每 2~3 个月测 1 次；达标后每 6 个月至 1 年测 1 次。

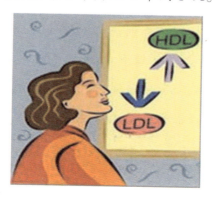

(二)血脂实验室检查前注意事项

1. 抽血前至少2周保持平时的饮食习惯，维持体重稳定。

2. 抽血前3天内避免高脂饮食。

3. 抽血前24小时内不进行剧烈的体育运动、不饮酒。

4. 抽血前一天晚上20：00时开始禁食（包括零食），可少量饮水。于次日早晨采静脉血，即应空腹12~14小时晨间取血。

5. 抽血前最好停用影响血脂的药物（如调脂药、避孕药、某些降压药、激素等）数天或数周，否则应告知医生用药情况。

6. 应在生理和病理状态较稳定的情况下检验血脂，如创伤、急性感染、发热、妇女月经、妊娠等都会影响血脂水平。

三、高脂血症的常见原因及危险因素

（一）高脂血症常见原因

饮食因素及遗传因素是造成原发性高脂血症的主要原因。继发性高脂血症，系指由于其他原发疾病所引起者，包括糖尿病、肝病、肥胖等。

1. 饮食不科学

患高脂血症者大多数有长期的饮食不科学，具体表现为喜甜食、暴饮暴食、进食无规律，进食过多含脂肪和胆固醇的肉、蛋类食品或偏食等，使热量摄取多于消耗。

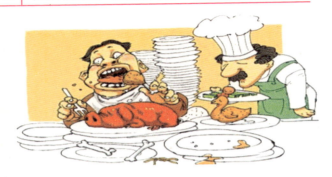

2. 生活不规律

许多患者的生活无规律,喜欢晚睡晚起,进食无节制,容易造成消化吸收功能亢进。此外,体力活动减少也可以造成营养过剩和高脂血症发生。

3. 患有某些代谢性疾病

如肥胖症、糖尿病、肝病等。由于身体缺乏某些代谢酶或因为某些激素水平过高,也可以引发血脂升高。

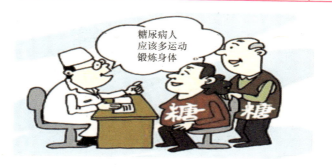

(二)高脂血症危险因素

1. 有高脂血症家族史者。

2. 已有冠心病、脑血管病或周围动脉粥样硬化疾病者。

3. 肥胖并伴有高血脂、糖尿病者。

4. 有冠心病或动脉粥样硬化疾病家族史者,尤其是直系亲属中有早发病或早病死者(发病年龄女性<65岁,男性<55岁)。

5. 40岁以上男性或绝经期后女性。

6. 饮食不当(高热量、高胆固醇、高饱和脂肪酸类的食物)、运动量少、长期静坐者。

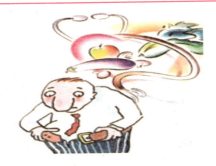

7. 生活无规律、情绪易激动、精神处于紧张状态者。

8. 长期吸烟、酗酒者。

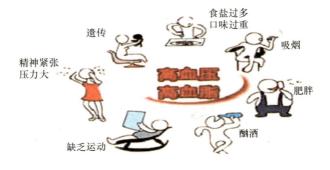

四、高脂血症的临床表现

在血脂增高的初期一般无明显症状，可以正常进食和生活，但长期的高脂血症可以造成一些系统和脏器的病变，产生相应的表现。

（一）肥胖

约有 2/3 的高脂血症患者体重超重，表现为体型肥胖。体重的增加可用简单公式"标准体重（千克）＝身高－105"来估算。或使体重指数 BMI[体重（千克）除以身高（米）的平方，即 kg/m^2]维持在 $18.5 \sim 24.9 kg/m^2$，腰围＜90cm（男性）、80cm（女性）。

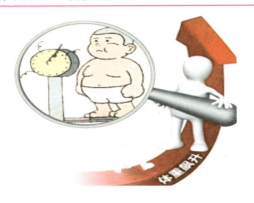

（二）动脉粥样硬化

高脂血症患者由于脂质代谢异常影响到血管内皮细胞的营养摄取，造成血管内膜损害，脂肪组织很容易沉积在血管内膜下层。导致血管内膜发生溃烂、硬化、血栓形成，这是心脑血管疾病发生的病理基础。

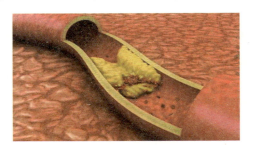

（三）脂肪肝

肝脏是人体内最大的消化器官，包含有许多脂肪代谢的酶，血液中的脂肪在载脂蛋白的转运下送到肝脏进行代谢，供身体使用。当血脂过高时，超出了肝脏代偿能力，就会使大量脂肪沉积在肝内，形成脂肪肝，进一步发展还会损害肝细胞，造成肝硬化。

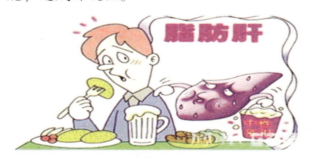

（四）血黏度增高

由于高血脂会造成血液中乳糜颗粒增多，会导致血液黏度增加，血流速减慢，很容易堵塞小血管，是血栓形成的高危因素。

五、高脂血症的危害

高脂血症是罹患冠心病、心绞痛和高血压等多种心血管疾病的高危因素，其直接危害是加速全身动脉粥样硬化的进程，过多的脂质可造成血液黏稠度增高，当它们沉积于血管壁，形成粥样斑块，导致管腔狭窄，进而引起一系列与血管有关的并发症，发生如心绞痛、心肌梗死、心律失常等心血管方面的疾病，或者诸如脑梗死、脑缺血等脑血管方面的疾病，也可形成肾病和上、下肢坏疽，使患者致残甚至致死，严重影响生活质量和生命安全。

总之，高脂血症是引起心脑血管病的病理生理基础，是健康的无声"杀手"。

（一）高脂血症与冠心病的关系

冠心病已成为人类死亡的主要原因。冠心病是指心脏冠状动脉粥样硬化性心脏病，当冠状动脉管腔狭窄，血流受阻就会导致心肌缺血、缺氧而引起心脏病。它是动脉粥样硬化导致器官病变最常见的类型，严重影响健康，死亡率高。

冠心病是多种因素引起的，这些因素被称为易患因素或危险因素。包括年龄、性别、职业、血脂、血压、饮食、吸烟、肥胖、遗传、糖尿病、性格等。在这些危险因素中，血脂对冠心病发病的影响最大。血液中胆固醇、甘油三酯、低密度脂蛋白、极低密度脂蛋白升高而高密度脂蛋白降低，就会导致冠心病。

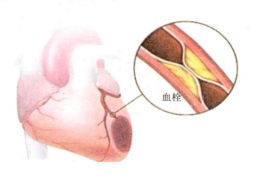

血栓

(二)高脂血症与脑卒中的关系

脑卒中的发生与血脂代谢异常有十分密切的关系。高脂血症是脑血管病的致病因素。脑血管病主要是指脑卒中,是我国老年人常见的一种致命、致残性疾病,目前认为,脑卒中主要是由于脂蛋白和凝血系统功能紊乱,导致动脉壁脂质沉积或血栓附着而发病。

脑血管病发病突然,病情凶险,病死率高,目前有年轻化的趋势。

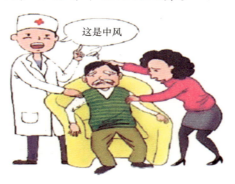

(三)高脂血症与心肌梗死的关系

当血液中过量的脂类物质堆积在血

管内膜下，动脉血管就会逐渐发生狭窄。一旦心脏的冠状动脉发生管腔严重狭窄，冠状动脉血供急剧减少或中断，使相应的心肌持久地急性缺血，即可导致心肌梗死的发生。如果心肌梗死患者动脉血管腔内的脂类物质不被及时"清理"，将会导致病情进一步恶化，甚至危及生命。所以，采用科学有效的方法降低血脂，改善动脉狭窄，对心肌梗死患者的治疗和预防康复是必不可少的。

（四）高脂血症与糖尿病的关系

糖尿病是一个慢性、终身性、代谢性疾病，除了血糖升高，还会引起脂质代谢紊乱，诱发心脑血管并发症，大部分糖尿病患者伴有继发性高脂血症。表现为血清中胆固醇和低密度脂蛋白胆固醇及载脂蛋白 B 较高，而高密度脂蛋白胆固醇和载脂蛋白 A 较低，因此动脉粥样硬化的发生率较高。

一般说来,1型糖尿病(胰岛素依赖型)发生脂蛋白代谢异常者更为多见。另外,由于高脂血症引起胰腺动脉粥样硬化,造成胰腺β细胞的功能下降,分泌的胰岛素减少,导致糖尿病。

(五)高脂血症与动脉粥样硬化的关系

人体血浆中血脂的含量及比例与动脉粥样硬化具有直接关系。当胆固醇、甘油三酯和低密度脂蛋白这些破坏血管内皮细胞的含量在血浆中升高时就会导致血管内皮损伤,造成动脉粥样硬化。

另外,如果血液中高密度脂蛋白含量低于正常水平,血管狭窄的速度就会明显增快,所以,高密度脂蛋白对动脉血管内皮细胞具有极强的保护作用,它能把滞留在血管壁等末梢组织中多余的胆固醇带回肝脏,经肠道排出体外。发挥着"血管清道夫"的作用。

　　高密度脂蛋白除了保护血管内皮不被胆固醇破坏的作用以外，还能使血脂之间的比例均衡，防止动脉粥样硬化。

六、高脂血症的非药物干预原则

（一）合理的膳食结构

合理的膳食结构是维持脂质代谢平衡的重要措施。其一般原则是"四低一高"，即低热量、低脂肪、低胆固醇、低糖、高纤维膳食。

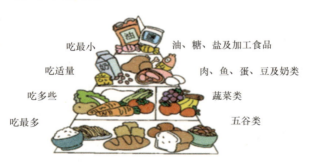

吃最小　　油、糖、盐及加工食品
吃适量　　肉、鱼、蛋、豆及奶类
吃多些　　蔬菜类
吃最多　　五谷类

1. 限制总热量

尤其肥胖者应逐渐降低体重，限制总热量的摄入是减肥的重要措施，以每月降低体重 0.5~1kg 为宜。避免暴饮、暴食，不吃过多甜食，饮食有节。

2. 低脂、低胆固醇膳食

脂肪占总热量20%为宜，并且以含多链不饱和脂肪酸的植物油（豆油、花生油、玉米油）为主，动物脂肪摄入量不应超过总脂肪量的1/3，避免食用高胆固醇食品。

3. 高纤维膳食

膳食纤维可与胆汁酸结合，增加粪便中胆盐的排泄，有降低血清胆固醇浓度的作用。膳食纤维含量丰富的食物主要是粗杂粮、米糠、麦麸、干豆类、海带、蔬菜、水果等，每日摄入纤维量35~45g为宜。若每日食用含纤维丰富的燕麦麸50g即可起到良好的降脂作用。

（二）科学的生活方式

1. 加强体育运动，促进身体新陈代谢

加强运动促进血液中脂质转运、分解和排泄，调节糖代谢及降低血液黏稠度，高脂血症患者可根据自身需要，适

当参加一些体育运动,如慢跑、打太极拳、散步、游泳等活动。

体力活动可以增加低密度脂蛋白和能量物质的消耗,促使血浆低密度脂蛋白及甘油三酯水平降低,同时可使高密度脂蛋白水平升高。每天坚持运动1小时,活动量要达到最大耗氧量60%为宜,活动时心率以不超过"170-年龄"即可,或以身体微汗,不感到疲劳,运动后自感身体轻松为准,每周坚持活动不少于5天,持之以恒。

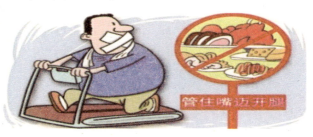

2. 戒烟限酒

长期吸烟酗酒可干扰血脂代谢,使胆固醇、甘油三酯水平上升,高密度脂蛋白水平下降。

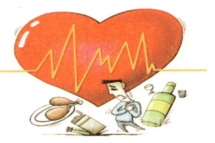

3. 避免精神紧张

情绪激动、失眠、过度劳累、生活无规律、焦虑、抑郁,这些因素可使脂质代谢紊乱。

4. 减轻体重

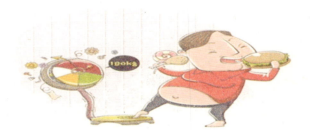

减轻体重除了能使LDL-C水平降低和提高HDL-C水平外,还能降低高血压及糖尿病发生概率,后两者也是冠心病的重要危险因素。

七、高脂血症的饮食治疗

所谓合理的饮食包括两方面含义:

1.所采取的饮食措施既要达到降低血脂的目的,又要使患者获得足够的营养供给。避免以素食为主或"三不吃"(肉不吃、蛋不吃、鱼不吃)的片面做法。

2.饮食治疗应根据不同的高脂血症的类型而异,还要因人而异。

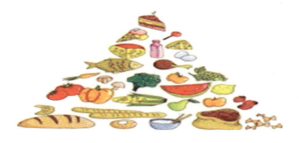

(一)高胆固醇血症

限制食物胆固醇每天总摄入量,应少于200mg。患者应忌吃或少吃含胆固醇高的食物,如动物的脑、脊髓、内脏、蛋黄（每只鸡蛋蛋黄含250～300mg胆固醇）、贝壳类（如蚌、螺蛳等）和软体类（如鱿鱼、墨鱼、鱼子等）。另一方面患者应该摄食适量的胆固醇含量不太高的营养素，如瘦的猪肉、牛肉、鸭肉、鸡肉、鱼类和奶类。其次是限制动物性脂肪，适当增加植物油。多吃蔬菜、瓜果，以增加纤维的摄入。多吃些有降胆固醇作用的食物，如大豆及其制品、洋葱、大蒜、香菇、木耳等。

通过注重饮食，控制食物脂质来源。常见的降脂类食物有：

1. 大豆

大豆含人体必需的8种氨基酸、多种维生素及多种微量元素，可降低血中胆固醇。

2. 花生油

花生油有助于分解肝内胆固醇，降低血中胆固醇。

3. 蘑菇

蘑菇含有一种嘌呤衍生物,有明显降血脂作用。

4. 大蒜

大蒜含有挥发性辣味素,可清除积存在血管中的脂肪,有明显的降低胆固醇的作用。

5. 洋葱

洋葱含有三烯丙基二硫化物及硫氨基酸,有良好的降血脂作用。

6. 生姜

生姜含有油树脂。可抑制人体对胆固醇的吸收。

7. 茶叶

所有茶类均具有降血脂、降低胆固醇的功能,其中普饵茶的功效最好。

8. 蜜橘

蜜橘加速胆固醇的转化,降低胆固醇和血脂含量。

9. 酸奶

经常饮用酸奶能降低胆固醇，主要有三个方面的原因。酸奶是低胆固醇食品，每100克酸奶仅含有胆固醇12毫克；酸奶中含有乳清酸、乳糖和钙等抗胆固醇成分，使胆固醇降低。另外，嗜酸性乳酸菌在人体的消化道内可以直接作用于胆固醇，减少其含量。

10. 其他

甲鱼、玉米油、葵花籽、海藻等均有降低胆固醇作用。

（二）高甘油三酯血症

对于仅有血甘油三酯含量增高，而胆固醇含量正常者，其饮食治疗的关键在于限制进食量，降低体重，达到并维持在标准范围的体重。

其次是限制甜食，白糖、红糖、蜜糖以及含糖的食品和药物等应尽量少吃或不吃。

此外,酒可使这类患者的甘油三酯含量增高,应限酒。适当增加蛋白质,尤其是大豆蛋白的摄入。适当限制脂肪,尤其是动物脂肪。

(三)混合型高脂血症

此型患者的血胆固醇和甘油三酯含量都增高,饮食治疗的要点是将上述两型结合起来。即适当限制胆固醇和动物脂肪,控制食量以降低体重,忌吃甜食、戒酒,适当增加植物油、豆类及其制品,多吃蔬菜、瓜果和某些有降脂作用的食物。

八、不同危险类别的降脂治疗

(一)一级预防

一级预防即患病之前的预防。WHO提出的人类健康四大"基石"——合理膳食、适量运动、戒烟限酒、心理平衡,是一级预防的基本原则。一级预防的临床方法以公共卫生措施为基础,称为生活方式的改变。包括:

1. 降低饱和脂肪及胆固醇的摄取。

2. 增加体力活动和有氧运动。

3. 控制体重。目标是降低长期(10年以上)以及短期(10年以内)发生心血管病的危险性。

如果低密度脂蛋白增高或存在多个危险因素属于高危险者,应选用降低低密度脂蛋白的药物治疗。

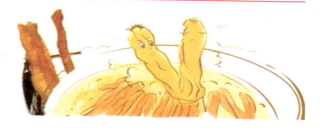

(二)二级预防

二级预防亦称"三早"预防,"三早"即早发现、早诊断、早治疗,是防止或延缓疾病发展而采取的措施。对已经确诊冠心病者,新近的临床试验表明,降低低密度脂蛋白治疗可减少冠心病的总死亡率、主要冠脉事件、心肌梗死、冠状动脉的介入治疗或搭桥手术。若是因冠心病入院的患者,应于入院24小时查血脂,以指导临床医生在患者住院期间选择合适的调脂治疗方案,药物治疗4～8周应复查以调整治疗。

(三)代谢综合征的治疗

同时存在主要危险因素、生活习惯

相关危险因素以及新型危险因素,这种表现称为代谢综合征。其主要特点是具备以下的三项或更多:①腹部肥胖:腰围:男性≥90cm,女性≥85cm。②血化验甘油三酯≥1.70mmol/L。③血化验HDL-C<1.04mmol/L。④血压≥140/90mmHg。⑤空腹血糖≥6.1mmol/L或有糖尿病史。有代谢综合征者患冠心病的风险是无代谢综合征者的2倍。因此,有代谢综合征者应属于高危人群,须积极治疗。

因为代谢综合征是代谢性脂质和非脂质危险因素的集合,这些危险因素具有高度的协同性,无论低密度脂蛋白水平如何,均可共同增加冠心病的风险。故治疗应本着减轻基本病因和治疗相关的脂质和非脂质因素。对基本病因如肥胖和缺乏体力活动的治疗将是行之有效的方法,尤其是体力活动可降低低密度脂蛋白水平,升高高密度脂蛋白,也能降低血压,并有益于心血管功能。

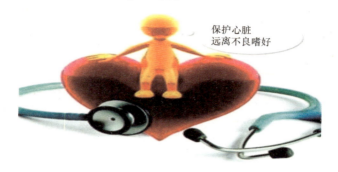

保护心脏
远离不良嗜好

（四）甘油三酯升高

血清甘油三酯升高是心血管疾病的独立危险因素。与甘油三酯升高有关的因素有：肥胖、超重、缺乏体力活动、吸烟、酒精摄入过度、高碳水化合物饮食、某些疾病如糖尿病，某些药物和遗传性高脂血症。

应根据甘油三酯升高的原因和严重程度决定治疗策略。若合并高危险因素者，应在改进生活方式之后，考虑使用调脂药物治疗。

（五）高密度脂蛋白降低

高密度脂蛋白（HDL）降低是很强的冠心病独立危险因素，低HDL有许多病因，如甘油三酯升高、超重、缺乏体力活动和糖尿病等。但目前尚无能显著升高HDL的药物，应针对代谢综合征等病因治疗。

（六）糖尿病血脂异常

需要积极的治疗，除近期发生冠心病危险性高外，死于心脏事件的危险亦特别高。糖尿病常是甘油三酯升高，HDL降低或两者兼有。大多数糖尿病患者需要使用降低LDL药物，尤其对老年糖尿病患者会有更大益处。

九、降脂药物治疗的正确认识

(一) 药物治疗指征

1. 当经过改善生活方式仍不能达到治疗目标时,在此基础上应加用降脂药物。

目前临床应用的影响脂质代谢的药物有四类:乙酰辅酶A还原酶抑制剂(他汀类,包括洛伐他汀、辛伐他汀、阿托伐他汀等),苯氧芳酸(贝特类,包括非诺贝特、苯扎贝特等),胆酸螯合剂(消胆胺)和烟酸类,其他如鱼油、丙丁酚和弹性酶等较少用。

他汀类降低总胆固醇、低密度脂蛋白的效果较好,可升高HDL。其他三类主要降低甘油三酯,轻度降低低密度脂蛋白和轻度升高HDL，至于选择药物的种类及剂量，则应该在心血管专科医师指导下进行，至少4~8周复查或调整治疗。

2. 临床上主要根据血脂异常的表型选择用药

临床简单区分为单纯高胆固醇血症、单纯高甘油三酯血症和混合性高脂血症。使用降脂药物的血脂水平以及使用哪种降脂药物，这些都须由临床医生依据是否存在冠心病以及危险因素的数目等综合评估后作出决定。

血脂异常的治疗一般须长期用药。药物使用4~8周后，降脂作用达最大。如未达标可增加剂量或联合用药。达标后长期维持用药，逐步改为每6~12个月复查血脂、肝功能及心肌酶学。除非发生不良反应或血脂太低，一般不应停药或减量。

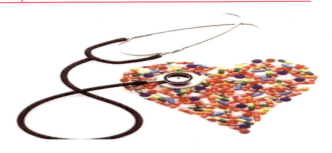

（二）药物治疗的随访监测

1. 药物治疗时特别注意

需注意的是，药物剂量和药物效果之间绝非线性相关，药物剂量加倍，降低总胆固醇的作用仅增加5%，降低低密度脂蛋白胆固醇的幅度仅增加7%。而药物剂量加倍，副作用却增加。他汀类和贝特类药物的主要副作用有胃肠道副作用、肝脏毒性和肌肉损害。

长期使用贝特类药物可使胆结石发生率增加。除给患者耐心解释副作用外，应密切观察、定期监测，用药后4~8周询问不良反应，化验转氨酶和肌酸激酶。

2. 转氨酶升高

患者一旦出现转氨酶升高,就要停药或减药,并告知患者转氨酶正常后继续应用该调脂药物或换用另一种,未必再次出现肝脏毒性。

用调脂药前使患者明确可能出现肌无力、肌痛等副作用,如果出现肌酸激酶水平达正常水平10倍,则需立即停用并复查肌酸激酶,否则可出现横纹肌溶解症。

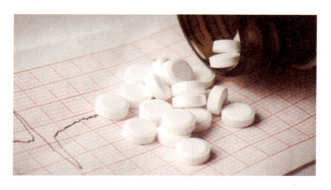

(三)药物治疗的正确认识

20世纪60年代以来,世界范围进行

的有关降低胆固醇防治冠心病的研究表明，血浆胆固醇降低1%，冠心病事件发生的风险可降低2%。不管是一级预防还是二级预防都能使心血管事件风险降低的观点受到关注，奠定了他汀类药物应用于冠心病预防的基础理论，带来了一场他汀类药物的"革命"。

既往对高甘油三酯血症患者，医学界强调的是其致急性胰腺炎的作用，近年来发现，尽管进行了标准和强化降脂、降压、降糖治疗，但大血管和微血管并发症的风险仍然在大多数患者中持续存在，因此，仅仅关注LDL-C是不够的，对高甘油三酯（TG）在动脉粥样硬化中的意义的认识正在加深。

他汀等降脂药物只有坚持服用，才能改善长期预后。临床使用降脂药安全性是经过大规模试验检验和证实的，人们往往过于担心肝肾功能损害，实际上临床发生率很少。服用之前应排除禁忌证，如肝脏疾病等。不过对于合并多种疾病、服用多种药物的患者应慎用。总之，要在医生指导下做好监测与随访。

无论从心血管病的一级预防还是二级预防，都应该重视高脂血症的防治。特别是在保健品、降脂药物和医疗器械充斥市场的情况下，要以科学的态度和方法对待健康和疾病，提倡健康的生活方式，必要时选择有效的药物和有效的剂量，增强科学防病的意识。

十、高脂血症调脂治疗的常见问题与注意事项

（一）调脂药物与肝损问题——安全放在首位

高脂血症患者出现肝功能异常，应从两个方面考虑，一是高血脂本身对肝脏的损害，另外是降脂药物对肝脏功能的影响。不论是单纯的高甘油三酯血症，还是高胆固醇血症，抑或两者的混合型，均可引起转氨酶升高。此外，不论是降甘油三酯的贝特类药物，还是降胆固醇的他汀类药物，抑或其他种类的降脂药物，即便是中药，都或多或少对肝功能有影响，且每个人对同一种药物的反应也是不同的，不能简单比较降脂药对肝功能损害的大小。

据统计，在服用他汀类调脂药物的患者中，转氨酶升高的现象是剂量依赖性的，但明确由他汀类药物引起并发展成肝功能衰竭的情况是微乎其微的，如果转氨酶不超过正常值上限3倍，可以在肝功能监测下继续用药。

临床医生需要不断调整药量，寻找一个平衡点，通过减少药量、改用他药、间断使用等方法使患者血脂水平处于相对低的水平，使心血管、胰腺最大获益，肝损问题得到解决。

例如，可以选择烟酸类药物。因为烟酸类药物对肝功能的影响比较小，肝功能异常者也可以使用，但是有消化道溃疡的患者禁用。初次服用他汀类与贝特类降血脂药的1个月内，应注意监测肝功能和肌酸激酶，如有过度升高，应考虑停药或换药。

（二）年轻人的降脂问题——注意干预高危者

以往认为高脂血症对健康的危害很少发生于儿童时期，而近来的大量研究表明，冠心病等动脉粥样硬化性疾病虽然在中年以后发病，但其动脉硬化性病灶却在儿童早期即已存在，血脂紊乱等危险因素在儿童期即可存在，并能加剧动脉粥样硬化发生发展的病理过程。

此外，血脂代谢紊乱还能引起其他疾病，如胰腺炎、脂肪肝、胆石症等。因此应高度重视儿童和青少年血脂异常的防治。

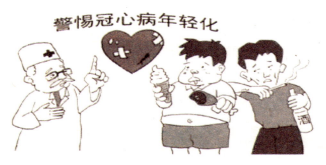

虽然高脂血症严重危害青少年的健康，但脂质广泛存在于人体中，是生命细胞基础代谢的必需物质，具有多种重要的生理功能，对于生长发育具有极其重要的意义。对于这一特殊的群体，要特别注意以下几点：

◆（1）积极的治疗只针对那些很可能在成年期发生冠心病的高脂血症者。

◆（2）以饮食干预为主。青年人血脂水平与饮食关系非常密切，因此调整饮食可降低高脂血症者的血脂水平。可以用改变生活方式和饮食调理来调节血脂，如控制高脂肪、高热量食物的摄取，多吃粗粮、蔬菜和水果，戒烟限酒，坚持运动、减肥等非药物治疗。

◆（3）不可滥用降脂药物。10岁以上儿童，饮食治疗6个月到1年无效，LDL-C $\geq$ 4.14 mmol/L。同时存在两个或两个以上的冠心病的危险因素，并且控制这些危险因素的努力遭遇失败后再考虑使用降脂药物（冠心病危险因素如早发的冠心病、脑血管意外或突发外周血管疾病的家族史、吸烟、高血压、肥胖或糖尿病）。

◆（4）积极预防和治疗原发病。

◆（5）高脂血症的治疗不能影响儿童生长发育。

◆（6）加强监测。

（三）降脂的疗程问题

许多疾病都有一个大致的治疗过程，以彻底控制或完全治愈。血脂异常是一个慢性疾病，而且其对动脉粥样硬化和冠心病的促进作用终身存在，且逐步加重。只有长时间的降脂治疗才能获得明显的好处，而且降脂治疗时间越长，患者获得的好处也越大。服用降脂药物其实并没有疗程的规定。达到降脂目标以后，还需要长期服药维持疗效。

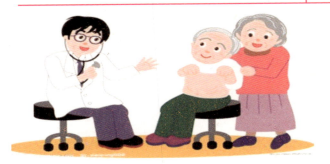

调脂治疗是综合防治心脑血管疾病的最重要措施之一。调脂理念的演变经历了从常规到强化再到全面适度的过程。医生遵循《中国成人血脂异常防治指南》的积极、谨慎原则,在安全用药的前提下,根据不同患者的实际情况,兼顾效益与风险,做到合理、安全、个体化用药,综合调整多项动脉粥样硬化的危险因素,最终达到减少心血管事件、延长寿命的目的。